Rémi Raher

LA MÉTHODE FAST & SHAKE

Comment perdre du poids rapidement avec le jeûne intermittent et les shakes protéinés

Adalta
Editions 3.0

ISBN version imprimée : 979-1094196076
ASIN version numérique : B0153BXYQ2

AVERTISSEMENT

Ne faites pas de bêtise irréparable. Si vous mouriez d'inanition, nous en serions vous et moi tout aussi navrés.

La méthode Fast & Shake n'est pas dangereuse pour la santé (sauf si vous avez le syndrome de Gilbert ou que vous souffrez d'insuffisance rénale) mais l'auteur de ce livre n'est pas (votre) médecin.

Le contenu de cet ouvrage a uniquement un objectif informatif : chaque situation individuelle étant particulière, vous devez consulter un professionnel en cas de doute sur votre état de santé.

SOMMAIRE

INTRODUCTION

ÉLOGE DE LA SIMPLICITÉ

Quand j'étais petit, un aliment était un aliment et une boisson était une boisson. Puis j'ai commencé à étudier la nutrition.

Dès lors, les aliments et les boissons sont devenus des composés chimiques complexes à base de macronutriments et micronutriments, avec des effets hormonaux considérables et parfois inattendus en fonction des mélanges étudiés. Ajoutez à cela les questions de dissociation, temporalisation, prédigestion, potentiation... et vous devenez une sorte d'hybride entre l'intestin et la calculatrice, qui ne consomme des aliments qu'en fonction de leur données nutritionnelles, en comptant les valeurs caloriques et les grammes de protéines.

Et le plus dingue, c'est que c'est parfaitement inutile.

Et pourtant, c'est quelque chose d'assez classique ; il suffit de passer devant un marchand de journaux pour s'en convaincre. Chaque magazine vous révèle la nouvelle méthode à la mode pour maigrir, éliminer, rajeunir, detoxifier. Avec un résultat prévisible : vous ne savez plus ce que vous devez faire pour rester en bonne santé et garder la ligne.

Et le plus triste, c'est que ça pourrait être si simple.

Car à la loterie des régimes, plusieurs études ont montré qu'ils sont (globalement) tous valables... à condition de pouvoir les suivre. Mais entre les méthodes trop onéreuses pour être suivies plus de deux semaines, trop compliquées pour être essayées quand on a une vie de famille ou trop frustrantes pour être réalisables plus de quelques jours, difficile de trouver quelque chose d'efficace et de durable.

Alors ce livre est-il la solution à tous vos problèmes d'alimentation ?

Pas forcément à tous vos problèmes, non, il ne faut exagérer. Mais il vous propose en tout cas une méthode simple à suivre, avec des résultats visibles, qui demande à la fois peu d'efforts et peu d'organisation, tout en se basant sur des recherches scientifiques sérieuses et des essais empiriques satisfaisants.

Et puis de toute façon, qu'avez-vous à perdre à essayer ?

Si vous lisez ce livre, c'est soit que le thème du jeûne intermittent titille votre curiosité, soit que vous avez déjà essayé plusieurs protocoles alimentaires sans grande satisfaction. Dans ce cas, la bonne nouvelle, c'est que la méthode Fast & Shake fonctionne pour 100% des hommes et des femmes qui l'essayent !

Mais pourquoi cette méthode fonctionne quand d'autres échouent, vous demandez-vous ?

Eh bien, en un mot comme en cent, la plupart des régimes échouent parce que faire un régime, ça craint. Vous avez faim, vous troquez une nourriture gouteuse pour des aliments fadasses, vous n'avez plus le droit de consommer tel ou tel produit, vous devez tout peser ou tout compter, vous devez planifier chacun de vos repas ou avaler des pilules douteuses plusieurs fois par jour…

Alors que ce dont vous avez besoin est un plan alimentaire simple à suivre.

Et je parle en connaissance de cause. Car je ne suis pas un de ces gourous de l'alimentation dont l'expertise est avant tout télévisuelle, avec un métabolisme rapide qui me permet de rester maigre alors que je me nourris de malbouffe tout en vantant les bienfaits des carottes râpées (avec un fruit et un yaourt en dessert, bien sûr !).

Au contraire, j'ai essayé à peu près tous les régimes et protocoles alimentaires.

Je suis d'un naturel massif, et si j'ai fait contre mauvaise fortune bon cœur en devenant un athlète de force, il suffit que je passe un mois sans m'entrainer ou avec une alimentation bancale pour commencer à ressembler plus à un sumo qu'à un haltérophile. Et cela n'est pas toujours si simple entre la vie professionnelle, la vie de famille, la vie sociale…

Il fallait donc que je trouve une méthode simple à suivre, et c'est chose faite !

Je ne vais pas vous mentir, je suis loin d'être un ascète. J'aime sortir, j'aime manger, j'aime le vin et je me demande parfois si mon sang a le goût de chocolat tant j'en consomme souvent. Et si j'aime cuisiner et préparer des plats savoureux pour le diner, j'aime aussi manger en 10 minutes à midi pour avoir le temps de faire autre chose.

Or il est possible de combiner « fast-food » et perte de poids ; intéressant, non ?

Bien sûr, je ne parle pas de s'empiffrer de hamburgers-frites mais d'une autre sorte de fast-food, une « version 2.0 » améliorée et bonne pour la santé. Des plats qui se préparent en moins de deux minutes, qui ont un goût génial et qu'on peut consommer deux fois par jour (en plus d'un diner tout ce qu'il y a de plus normal).

Donc le terme « *fast* » de la méthode se réfère au fast-food ?

Eh bien en fait... pas du tout. « *Fast* » signifie « rapide » en anglais, mais c'est aussi un nom qui veut dire « jeûne » et un verbe qui veut dire « jeûner ». Je vous rassure, la méthode Fast & Shake ne consiste pas à faire de longs et douloureux jeûnes... mais à jeûner un peu chaque jour ! Pas de panique, vous en saurez plus dès le premier chapitre.

Et pourquoi « *shake* », alors ?

« *Shake* » signifie « secouer »... mais pour l'occasion, il s'agit d'une boisson, un peu comme un « *milk-shake* » mais en mieux ! Bien sûr, si cela vous évoque aussi la désormais célèbre expression « *shake ton booty* », rien de vous empêche de faire un peu de sport, cela ne vous fera pas de mal, et c'est même recommandé !

Si tout cela pique votre curiosité, vous n'avez plus qu'à tourner la page...

- PARTIE 1 -

UNE MÉTHODE SIMPLE À COMPRENDRE... ET APPLIQUER

CHAPITRE 1

LES 5 PRINCIPES DE LA MÉTHODE FAST & SHAKE

Les chapitres suivants vous expliqueront en détail les principes et les fondements scientifiques de la méthode Fast & Shake. Mais je sens votre impatience et je vais donc vous livrer sans plus attendre les 5 principes de ce protocole alimentaire.

• Principe n°1 : utiliser l'efficacité du jeûne intermittent

Alors que la doctrine traditionnelle recommande de faire des mini-repas fréquents tout au long de la journée (par exemple avec 3 repas et 2 collations par jour), le jeûne intermittent préconise exactement l'inverse... et ça fonctionne !

Vous aurez une explication complète des principes et des bienfaits du jeûne intermittent dans la deuxième partie de ce livre, mais pour résumer, cette façon de s'alimenter consiste globalement à sauter le petit-déjeuner et permet de booster vos hormones anti-graisse et anti-âge.

• Principe n°2 : profiter de la simplicité du fast-food

Si la plupart des régimes à la mode essayent de vous réconcilier avec vos ustensiles de cuisine, la méthode Fast & Shake vous propose au contraire de cuisiner vos repas facilement, en moins de 2 minutes chrono !

Cette alimentation fast-food revisitée consiste à préparer de délicieux milk-shakes qui satisferont autant vos papilles que votre estomac. Ils chasseront toute sensation de faim tout en vous permettant de profiter de deux pauses gourmandes dans la journée… et vous aurez sans doute hâte de les consommer.

• Principe n°3 : préserver un repas normal pour le dîner

Il n'y a rien de pire que de devoir sacrifier sa vie de famille en préparant deux diners différents ou en mangeant seul dans son coin parce que votre programme alimentaire l'exige. Là encore, faites l'inverse.

Chaque soir, la méthode Fast & Shake vous propose de profiter d'un diner équilibré en famille, avec un repas composé de viande ou poisson, de féculents et de légumes. Et si le cœur vous en dit, rien ne vous empêche d'aller au restaurant pour profiter de ce diner !

• Principe n°4 : prévoir une journée de relâche par semaine

Sans vouloir vous ennuyer avec des explications scientifiques, réduire durablement vos apports alimentaires fait chuter votre sécrétion naturelle de leptine (l'hormone qui vous permet de perdre du poids) tout en augmentant votre taux de ghréline (l'hormone qui vous donne faim). Un scénario loin d'être idéal et qui explique l'échec de la plupart des régimes...

Pour éviter de vous tirer dans le pied en vous affamant sans obtenir de résultat, il est donc utile de prévoir une journée par semaine pendant laquelle vous pourrez manger ce que vous souhaitez sans (trop) vous prendre la tête. Outre son effet bénéfique sur vos hormones, cette journée de liberté vous permettra de rester sain d'esprit !

• Principe n°5 : rester cool et s'adapter aux circonstances

Le chapitre suivant vous donnera un exemple d'une journée-type et vous verrez que c'est particulièrement simple à comprendre et à mettre en œuvre. Néanmoins, la vie étant ce qu'elle est, il est tout à fait possible que vous ne soyez pas toujours dans les clous à 100%... et ce n'est pas grave.

Quoi qu'il arrive, faites de votre mieux mais restez cool et adaptez-vous. Il n'est pas question de refuser d'assister au déjeuner d'anniversaire de votre grand-mère au motif que vous devez avaler un smoothie à la myrtille plutôt qu'une tranche de sanglier rôti. L'essentiel est d'être rigoureux 80% du temps (plus si vous pouvez) mais de ne pas oublier de vivre : c'est l'objectif final qui compte, pas telle ou telle sortie de piste (tant que cela reste occasionnel).

CHAPITRE 2

UNE JOURNÉE-TYPE AVEC LA MÉTHODE FAST & SHAKE

Toujours dans une logique de simplicité, la plupart de vos journées suivront le même schéma alimentaire. Ne vous inquiétez pas pour la monotonie : les principes sont fixes mais vos repas seront variés !

Et surtout, gardez à l'esprit que la simplicité du protocole permet de le suivre sans faire d'effort pour y penser, ce qui est indispensable à la fois pour conserver une vie normale et pour suivre cette méthode dans la durée.

• Le matin : thé ou café pour s'hydrater

La première étape de la journée, c'est de sauter le petit-déjeuner. Cela peut vous sembler étrange, mais contrairement à ce qu'on vous a raconté à l'école, ce n'est pas (du tout) le repas le plus important de la journée. C'était peut-être vrai quand vous étiez enfant... or le temps passe et même la Joconde subit les affres du temps.

Vous en saurez plus en parcourant la partie de ce livre consacrée au jeûne intermittent mais faire l'impasse sur le petit-déjeuner permet à la fois d'économiser quelques centaines de calories par jour et de donner un coup de boost aux hormones qui permettent de perdre du poids.

Néanmoins, ne partez pas de chez vous le ventre vide : vous avez besoin de vous hydrater. Si vous avez déjà joué à vous peser le soir puis le matin suivant, vous avez constaté une différence qui peut aller jusqu'à un ou deux kilos… et cette différence, c'est de l'eau ! Vous devez donc boire dès le réveil pour compenser cette perte hydrique.

Que vous aimiez le thé, le café, l'eau glacée ou la chicorée, faites comme bon vous semble mais évitez autant que possible d'ajouter du sucre ou de la crème à votre boisson. L'idée est de rester à jeun jusqu'à midi donc il faut éviter de consommer des calories, y compris sous forme liquide.

- **Le midi : fast-food 2.0 (manger rapide, c'est manger liquide !)**

Vers 12h ou 13h (ou à l'heure à laquelle vous déjeunez d'habitude), vous pourrez déguster votre premier repas, qui consistera en un shake ou un smoothie protéiné. Je ne vous parle pas là d'un mélange tout préparé au goût fadasse qu'on trouve en pharmacie mais bien d'une boisson épaisse et nutritive qui comblera vos papilles.

La troisième partie de ce livre vous expliquera l'utilité des shakes protéinés ainsi que la meilleure façon de les préparer, et vous trouverez 50 recettes en bonus, que vous pourrez reproduire ou dont vous pourrez vous inspirer pour créer vos propres smoothies. Et si vous craignez d'avoir faim en avalant « seulement » un shake, je peux vous garantir que vous allez rapidement changer d'avis !

• Le goûter : fast-food 2.0, le retour

Vers 15h ou 16h, c'est-à-dire environ 3h après votre premier repas, vous allez pouvoir prendre une pause dans votre après-midi pour vous refaire un petit smoothie. Il peut s'agir de la même recette qu'à midi ou de quelque chose de complètement différent. Là encore, c'est à vous de voir ce qui vous fait envie !

A noter que certaines recettes proposées dans ce livre ont des goûts « lourds » (chocolat, vanille, cannelle...) tandis que d'autres ont des goûts plus « frais » (orange, menthe...). Dès lors, il est souvent agréable de privilégier le premier type de recette à midi et d'opter pour le second type dans l'après-midi. Mais vous avez aussi le droit de vous faire un shake « tout chocolat » très épais en guise de goûter !

• Le diner : un repas complet et équilibré

Vers 19h ou 20h (ou plus tôt si c'est votre mode de vie), vous allez pouvoir savourer un repas « solide » composé de trois types d'aliments :

· Une portion de protéines (poulet, bœuf, saumon, œufs...) égale à la taille de la paume de votre main, ayant l'épaisseur d'un jeu de cartes ;

· Une demi-tasse d'une source de glucides naturels et faciles à digérer (patate douce, quinoa, haricots rouges, vermicelles de riz...) ;

· Autant de légumes fibreux que vous pouvez le vouloir (brocoli, chou-fleur, salade, petits pois, poivron, haricots verts...), c'est à volonté donc faites-vous plaisir !

Si vous avez vraiment le bec sucré, vous pouvez conclure votre diner avec un fruit, un carré de chocolat (mais pas la tablette) ou une crème dessert (mais comparez les étiquettes pour ne pas avaler trop de calories).

Comme vous pouvez le constater, rien ne vous empêche d'aller au restaurant pour profiter de votre diner. Evitez simplement le buffet de desserts, demandez des légumes plutôt que des frites, et le tour est joué !

Après votre diner, rappelez-vous qu'il est essentiel d'arrêter de manger et de ne pas consommer d'aliments supplémentaires jusqu'à votre premier repas du lendemain (c'est-à-dire à midi) afin de permettre à votre corps de déstocker les réserves en surplus.

Plutôt simple à suivre, non ?

CHAPITRE 3

LA JOURNÉE DE RELÂCHE : QUELQUES RÈGLES À SUIVRE

Une journée par semaine, vous devez laisser tomber vos saines habitudes alimentaires et vos shakes protéinés pour profiter des aliments « interdits » le reste du temps. Et ce n'est pas seulement un conseil, c'est une nécessité si vous voulez réussir à long terme.

En effet, restreindre vos calories est nécessaire pour perdre du poids mais cela n'est pas sans conséquence sur votre biologie. L'ADN d'homme des cavernes qui loge encore dans vos cellules interprète cette restriction alimentaire comme une période de disette et va donc restreindre ses dépenses afin de vous maintenir en vie. Cela signifie que vous allez naturellement brûler moins de calories au fil du temps... ce qui n'est pas une situation idéale lorsqu'on souhaite perdre du poids.

Reprendre une alimentation plus classique une journée par semaine permettra donc de tromper vos réflexes hormonaux en relançant votre production de leptine et d'hormones thyroïdiennes, qui sont vos clés vers la réussite en matière de composition corporelle.

Attention : il ne s'agit pas simplement de remplacer vos shakes protéinés par du blanc de poulet et des petits pois mais bien de manger ce qui vous fait plaisir, en particulier des glucides (la production de leptine est liée à l'apport calorique global mais les glucides ont un effet supplémentaire pour stimuler sa sécrétion).

Il n'y a donc aucune restriction particulière pour votre journée de relâche et vous pouvez vous jeter sur les glaces et les pizzas si le cœur vous en dit. Veillez simplement à respecter ces quelques règles simples :

- Mangez ce qui vous fait plaisir sans vous sentir coupable.

- Ne vous rendez pas malade ; il s'agit de vous faire plaisir en mangeant ce que vous voulez, pas de vous goberger jusqu'à en atteindre la nausée.

- Evitez d'abuser de l'alcool ; une bière ou un verre de vin ne vous fera pas de mal mais l'alcool fonctionne à rebours des objectifs hormonaux de la méthode Fast & Shake.

- Ne sautez pas de repas au motif que vous gardez "de la place pour plus tard" ; mangez tout au long de la journée avant de relancer efficacement votre système hormonal...

- ... mais ne devenez pas dingue non plus en vous référant à l'horloge et en débutant votre journée de relâche à 00h01 pour la finir à 23h59 ; commencez à l'heure normale à laquelle vous vous levez d'habitude.

Hormis ces quelques directives générales, vous êtes libre de manger comme bon vous semble. Avec une réserve cependant : ce n'est pas parce qu'il s'agit d'une journée « libre » qu'il faut vous faire du mal. Si vous avez une intolérance au gluten ou au lactose, il n'y a aucune raison de vous jeter sur des viennoiseries ou des crèmes glacées pour la simple raison que c'est autorisé. Préservez votre santé à long terme, il y a plein d'autres aliments pour vous faire plaisir !

CHAPITRE 4

QUESTIONS FRÉQUENTES

• Comment suivre un régime aussi strict ?

Ce régime n'est pas aussi strict que vous le pensez : on met généralement une grosse semaine à s'adapter au jeûne intermittent tandis que les shakes et smoothies ont un goût agréable et provoquent une réelle sensation de satiété. Néanmoins, rien ne vous oblige à basculer du jour au lendemain de votre alimentation habituelle à la méthode Fast & Shake :

- Vous pouvez commencer par remplacer votre petit-déjeuner traditionnel par un shake protéiné pendant une semaine, pour voir comment vous y réagissez en termes de confort, d'énergie, de faim, etc. Au bout d'une semaine, vous serez prêt à passer à la prochaine étape en décalant l'heure de votre premier repas.

- Vous pouvez commencer par essayer le jeûne intermittent pendant une semaine ou deux avant de faire la transition vers les boissons protéinées en guise de repas. Là aussi, le changement n'a pas besoin d'être brutal : vous pouvez vous adapter au jeûne intermittent graduellement en décalant d'abord votre premier repas vers 9h, puis 10h30, puis 12h (et ainsi de suite si besoin).

· Rien ne vous oblige à remplacer immédiatement deux repas par des boissons, vous pouvez procéder en plusieurs étapes : d'abord avec un déjeuner normal et un smoothie en milieu d'après-midi, puis en remplaçant également le déjeuner par un shake.

Vous le voyez, il n'y a aucune doctrine rigide dans cette méthode. C'est à vous de partir de votre situation réelle pour aller vers votre solution idéale, et vous devriez déjà constater des progrès à chaque étape, ce qui vous permettra de garder le cap. Lorsque vous vous sentez prêt, essayer de suivre la méthode à 100% pendant 6 jours... et vous pourrez ensuite vous faire plaisir en mangeant ce que vous voulez le septième jour !

• N'est-ce pas un peu ennuyeux de manger toujours la même chose ?

Mais vous n'allez pas toujours manger la même chose ! Rien que ce livre contient 50 recettes de shakes et smoothies protéinés et il y a fort à parier que vous testiez rapidement vos propres variations et innovations. Chaque repas peut donc être très différent du précédent si vous le souhaitez, idem pour le diner : il existe une multitude de combinaisons possibles pour combiner des protéines, des féculents et des légumes.

Par ailleurs, cette question sur la redondance des plats est souvent un peu surfaite ; la plupart des gens surestiment largement la variété de leur alimentation. Repensez aux 15 derniers jours et analysez le contenu de vos assiettes. Il y a de fortes chances que vous ayez répété plusieurs fois deux à trois menus...

• Puis-je aussi remplacer mon dîner par une boisson protéinée ?

C'est évidemment possible, mais ce n'est pas recommandé. D'une part en raison des probables obligations familiales ou sociales qui peuvent surgir et des conséquences qui y sont liées (comment expliquer à vos enfants qu'ils doivent manger leurs choux de Bruxelles pendant que vous sirotez tranquillement un shake au chocolat ?). D'autre part en raison d'un phénomène naturel tout simple : le besoin de mâcher.

Si vous consommez tous vos aliments sous forme liquide, vous ressentirez rapidement l'envie de croquer et mastiquer quelque chose et cela pourrait vous pousser à faire de mauvais choix (barre chocolatée aux cacahuètes, tablette de nougat aux amandes...). Mieux vaut donc raison garder et prendre le temps de faire un vrai repas tranquillement le soir.

• Dois-je suivre ce régime toute ma vie ?

Vous pouvez... mais rien ne vous y oblige. Une bonne façon de procéder est de suivre la méthode pendant 4 semaines puis de reprendre une alimentation plus classique la cinquième semaine avant de recommencer un cycle. Bien sûr, si votre alimentation habituelle se compose principalement de plats frits et d'aliments transformés, il va aussi falloir travailler là-dessus.

En tout cas, lorsque vous aurez atteint votre poids de forme, ne jetez pas ce livre, la méthode Fast & Shake peut encore vous servir ! En effet, elle offre un excellent protocole pour se remettre en forme ou rattraper les dégâts après une période un peu trop chargée, comme les fêtes de fin d'année (et cela mettra aussi au repos votre système digestif, ce qui ne sera pas du luxe).

D'une façon générale, si vous ne souhaitez pas suivre les consignes de ce livre pendant toute votre vie, vous pouvez quand même conserver une semaine par mois pendant laquelle vous reprenez les trois premiers principes (on oublie la flexibilité et la journée de relâche). Cela vous permettra de corriger les sorties de route occasionnelles et de rester maître de votre corps et de votre alimentation.

- **J'ai pris trois kilos pendant ma journée de relâche, est-ce normal ?**

Eh bien aussi étrange que cela puisse paraître, oui, c'est normal. En fonction de votre poids initial de la rigueur de vos efforts, vous prendrez du poids pendant votre journée de relâche mais il n'y a pas de quoi s'alarmer : il s'agit avant tout de rétention d'eau.

Voyez-vous, chaque gramme de sucre que vous ingurgitez peut retenir jusqu'à 4 grammes d'eau, donc si votre journée de relâche est un peu sauvage, vous allez retenir beaucoup d'eau et cela pèsera sur la balance. Mais en reprenant ensuite votre protocole de base, tout devrait revenir à la normale en 2 à 3 jours. Plutôt que de vous peser tous les jours, il est donc recommandé de vous peser une fois par semaine, le matin de votre journée de relâche, ce qui vous donnera une estimation bien plus précise de vos progrès réels.

Prendre vos mensurations est également une bonne façon de ne pas se tromper de cible : votre nouvelle alimentation riche en protéines peut largement contribuer à vous aider à bâtir du muscle, ce qui peut avoir pour effet de stabiliser votre poids total pendant plusieurs semaines alors même que vous brûlez du gras et que votre composition corporelle s'améliore. La balance peut mentir, mais pas le mètre de couturière.

- **Puis-je éviter la journée de relâche pour mincir plus vite ?**

La tentation est légitime si vous êtes motivé mais cette stratégie n'est pas efficace à long terme, car vos hormones ne suivront pas le mouvement longtemps... et parce que ce sera beaucoup plus difficile psychologiquement. Si vraiment ce concept vous semble trop difficile à mettre en œuvre, optez au moins pour une demi-journée de relâche en jeûnant jusqu'au déjeuner et en vous faisant plaisir le reste de la journée.

Dans certains cas, il est possible d'opter pour seulement un repas copieux et glucidique, notamment si vous avez beaucoup de poids à perdre, mais cela risque finalement de ralentir vos progrès plutôt que de les accélérer. A noter que si vous êtes une femme, vos menstruations peuvent s'interrompre si votre taux de leptine est trop bas donc sauter votre journée de relâche n'est vraiment pas recommandé !

• Que faire si j'ai envie de grignoter ?

Normalement, vous ne devriez pas avoir envie de grignoter, sauf si vous limitez délibérément le contenu de vos shakes et smoothies en réduisant les portions de protéines ou en les mélangeant avec rien d'autre que de l'eau. C'est une erreur parfois commise afin de réduire drastiquement le nombre de calories mais c'est inefficace : vous allez perdre beaucoup de poids la première semaine, presque rien la deuxième semaine, et tout laisser tomber la troisième semaine.

Si vous avez toujours envie de grignoter, il s'agit probablement plus d'une addiction psychologique que d'un réel besoin physique. Il faut donc identifier la cause de ce problème (ennui, angoisse, tristesse, procrastination…). Essayez ensuite de remplacer cette mauvaise habitude par une autre (boire un thé, faire une promenade, vous étirer…). Il est plus facile de remplacer une habitude par une autre habitude que de lutter avec soi-même pour simplement la laisser tomber ; la nature a horreur du vide.

• Que faire si mon emploi du temps m'empêche d'avaler un shake en milieu d'après-midi ?

S'il s'agit d'une contrainte ponctuelle, ce n'est pas grave, vous ferez sans. Ajoutez une dose de protéines à votre shake du midi et cela fera parfaitement l'affaire même si vous avez un peu faim en rentrant chez vous le soir.

S'il s'agit d'une contrainte quotidienne, il va falloir vous adapter :

· L'option la plus simple est de décaler votre déjeuner le plus tard possible et d'avaler un second shake dès que vous rentrez chez vous.

· Une autre solution envisageable est d'ajouter une dose de protéines à votre shake du midi… et de vous faire un smoothie plus léger le soir en guise de dessert (dans ce cas, regardez les calories pour éviter de faire n'importe quoi).

· Une troisième option serait de vous faire un double-shake à midi, avec 3-4 doses de protéines, en privilégiant les lipides plutôt que les glucides afin de favoriser une satiété durable.

· Une quatrième solution serait de remplacer votre second shake par un autre aliment, de type blanc de poulet, barre protéinée (sans sucre), jerky (bœuf séché), etc. Le cas échéant, jeter un œil à la composition nutritionnelle de ce que vous avalez est indispensable.

· Si une cinquième option vous vient en tête et qu'elle colle à votre mode de vie, bravo pour votre créativité ; c'est précisément cela qu'il faut faire !

- PARTIE 2 -

FAST : À LA DÉCOUVERTE DU JEÛNE INTERMITTENT

CHAPITRE 5

LES PRINCIPES ET LES BIENFAITS DU JEÛNE INTERMITTENT

Le jeûne intermittent consiste simplement à alterner des intervalles pendant lesquels on mange avec des périodes pendant lesquelles on ne mange pas. Les modalités d'organisation de cette alternance sont diverses mais les périodes de jeûne peuvent aller de 16h à 36h, en fonction de la méthode choisie.

D'un point de vue pratique, cela revient à prendre la décision consciente de sauter certains repas, ce qui peut prendre plusieurs formes :

- Manger chaque jour pendant un laps de temps spécifique, par exemple entre 13h et 21h, ce qui revient globalement à sauter le petit-déjeuner tous les matins.

- Ne pas manger avant 20h un ou deux jours dans la semaine, ce qui équivaut à sauter le petit-déjeuner et le déjeuner pendant les journées concernées.

Si vous aimez les maths et la logique, cela vous amène à faire un calcul simple : en sautant des repas, on avale moins de calories donc on perd du poids... CQFD ? En partie.

- **Le rôle des calories**

C'est évident : en sautant des repas, même si vous mangez un peu plus lors des repas restants, vous pouvez obtenir beaucoup plus facilement un déficit calorique global donc favoriser la perte de poids et la réduction générale de votre masse corporelle.

Prenons un exemple qui facilite le calcul en imaginant que vous adoptez un plan de jeûne intermittent qui prévoit deux jeûnes de 24 heures par semaine. Cela veut dire que vous réduisez immédiatement votre apport calorique total d'environ 30%, sans même penser à ce que vous mangez (mais seulement à quand vous mangez). Inutile de vous dire qu'une perte de poids est garantie !

Néanmoins, les bienfaits du jeûne intermittent ne se limitent pas à ce simple calcul mathématique. Ce qui est plutôt une bonne nouvelle, pas vrai ?

Lorsque vous mangez, votre corps passe quelques heures à « métaboliser » la nourriture : séparer vos aliments en nutriments, digérer tout ça, amener les différentes substances où elles doivent aller, stocker ou éliminer le surplus... Ainsi, la nourriture que vous consommez circule dans votre sang et devient votre première source d'énergie disponible (en particulier si vous consommez des glucides).

A contrario, au cours d'un jeûne, votre corps ne dispose pas d'énergie immédiatement disponible dans le sang et il est alors plus susceptible de se tourner vers la graisse stockée dans vos cellules adipeuses pour satisfaire ses besoins en énergie.

Si vous avez déjà entendu que faire du sport à jeun est efficace pour perdre du poids, c'est parce que c'est la même logique qui est à l'œuvre : vous n'avez pas mangé pendant la nuit donc votre taux de glucose sanguin est assez bas au réveil, ce qui force votre corps à « taper dans les réserves ». Les découvertes scientifiques récentes montrent qu'il faut adapter son activité sportive à cette situation particulière pour optimiser ses résultats, mais vous avez probablement saisi la logique d'ensemble.

- **Le rôle de l'insuline**

En parallèle, il faut savoir que dès que vous mangez, vous sécrétez une hormone qui s'appelle l'insuline. Le rôle de l'insuline est de gérer au mieux ce que vous ingérez pour le transporter dans vos cellules et le stocker en cas de besoin. Bilan : plus vous sécrétez d'insuline, plus c'est difficile de perdre du poids (puisque son rôle est le stockage).

Or lorsque vous êtes à jeun, votre corps est plus sensible à l'insuline donc vous n'avez pas besoin d'en sécréter beaucoup pour métaboliser vos aliments, ce qui facilite la perte de poids et la prise de muscle.

Par exemple, un entraînement de musculation élève la sensibilité à l'insuline, permettant ainsi une efficacité accrue de votre corps lors du repas suivant : les nutriments que vous mangez sont alors transportés vers les muscles pour favoriser la récupération… et même un petit excès commis à ce moment-là est moins susceptible d'être converti en graisse.

A l'inverse, les personnes qui ont une mauvaise sensibilité à l'insuline (on parle alors d'insulino-résistance) doivent en produire beaucoup à chaque fois qu'elles mangent, même en petites quantités, ce qui est un aller simple pour l'obésité et une voie rapide vers le diabète.

Ce qu'il faut retenir en quelques mots, c'est que plus vous êtes sensible à l'insuline, plus vous êtes susceptible d'être mince et en bonne santé.

- **Le rôle de l'hormone de croissance**

Etre à jeun permet aussi d'augmenter sa production d'hormone de croissance, qui est un peu « l'hormone de jouvence » du corps puisqu'elle permet à la fois de brûler de la graisse, de fabriquer du muscle, de prendre de la force et de lutter contre le vieillissement !

Si vous conjuguez cela avec une légère baisse calorique et une meilleure sensibilité à l'insuline qui vous permet d'obtenir un rendement optimal de ce que vous mangez, vous avez compris que c'est le début d'une nouvelle vie en ce qui concerne votre composition corporelle et votre santé en général.

En résumé : le jeûne intermittent peut aider votre corps à utiliser la nourriture qu'il consomme plus efficacement et promouvoir en conséquence à la fois la perte de poids et le renforcement musculaire (lorsqu'il est fait correctement).

CHAPITRE 6

LES AUTRES AVANTAGES DU JEÛNE INTERMITTENT

Outre la stratégie de diminution calorique conjuguée aux effets biologiques et hormonaux du jeûne intermittent, on peut noter d'autres avantages réels de cette pratique, qui sont à la fois d'ordre psychologique, cosmétique et médical.

• Ne plus être esclave de la nourriture

Dans un monde moderne où la nourriture est abondante et l'éducation alimentaire une véritable catastrophe, la plupart des gens sont devenus esclaves de la bouffe. Impossible de sauter un repas ou simplement de le décaler de deux heures sans faire une crise d'angoisse, ressentir un semblant de migraine et avoir l'esprit pollué par une question redondante et lancinante : « *quand est-ce qu'on mange ?* »

Cette angoisse du manque de nourriture est d'ailleurs le principal frein psychologique lorsqu'on propose à quelqu'un d'essayer le jeûne intermittent. « *Impossible pour moi de sauter un repas* » est souvent la première réponse. Et pourtant... Cette barrière est uniquement le résultat dommageable d'une sorte de conditionnement qui vous laisse penser que vous *devez* manger à telle ou telle heure et que la vie sera ingérable autrement.

En vous frottant au jeûne intermittent, vous vous apercevrez vite que cette idée fixe du besoin de manger à horaires réguliers est semblable au réflexe d'un junkie ou d'un chien de Pavlov. En quelques jours seulement, vous reprendrez le contrôle sur cette fixation et vous ne serez plus esclave de la nourriture ou des heures de repas, ce qui vous procurera un confort de vie que vous ne soupçonnez peut-être pas aujourd'hui.

Une réunion qui risque de s'éterniser ? Un déplacement un peu lointain ? Un emploi du temps trop serré ? Impossible de déjeuner avant 15h ? Ces situations embêtantes pour vous aujourd'hui ne seront que des paramètres marginaux demain car vous aurez repris le contrôle.

- **La satisfaction de manger des vrais repas**

Lorsqu'on souhaite perdre du poids, le jeûne intermittent permet de manger des repas consistants plutôt que de faire ces mini-repas si frustrants ; vous mangez moins souvent mais les repas sont plus copieux donc vous êtes satisfaits de vos prises alimentaires et vous limitez les risques de grignotage.

Deuxième effet Kiss Cool : c'est super pratique de manger moins souvent ! Manger moins de repas veut dire qu'on achète et prépare moins de repas, donc on économise du temps et des soucis (et peut-être même de l'argent). Quand on vous dit que cette méthode simplifie la vie, c'est très concret !

• L'autophagie : un premier pas vers la vie éternelle (ou presque)

Si tous ces effets sur votre physique et votre santé ne vous suffisent pas, poussons l'analyse encore plus loin. En limitant stratégiquement les calories sans pour autant cesser de vous alimenter, vous forcez votre corps à chercher de l'énergie ailleurs que dans le contenu de votre intestin, ce qui favorise la réparation cellulaire par le biais d'un processus qui s'appelle l'autophagie.

En résumé, c'est un processus qui amène vos cellules à se tourner vers leurs propres protéines endommagées pour trouver de l'énergie, ce qui met en place une sorte de système de nettoyage interne de vos cellules saines. Et cela n'a rien d'anecdotique ou de cosmétique car l'autophagie joue un rôle important dans :

- Le maintien de l'homéostasie (l'équilibre général de votre métabolisme), en permettant l'élimination et le remplacement continuel des protéines et des organites non fonctionnels ;

- Le renforcement du système immunitaire à l'échelle de la cellule, en permettant l'élimination des pathogènes intracellulaires ;

- L'adaptation et la survie des cellules soumises à des conditions de stress (et il est désormais clair que le stress est le mal du siècle).

Ainsi, on sait que les cellules cancéreuses présentent généralement une capacité autophagique plus réduite que les cellules normales, ce qui amène de nombreux médecins à recommander un protocole de jeûne intermittent à leurs patients atteints du cancer afin de limiter la prolifération et l'inflammation des cellules tumorales.

Pour une expérience cosmétique, faites un jeûne de 24 heures (en maintenant une bonne hydratation) et regardez l'état de votre peau. Vous serez surpris de l'efficacité de cette « recette beauté » qui coûte exactement 0 €.

Attention, si l'autophagie est un processus bénéfique à court terme, ce cycle peut être dangereux à long terme, et c'est bien pour ça qu'on parle de jeûne intermittent et non de jeûne permanent. Il s'agit d'améliorer sa santé grâce à la diététique, pas de s'auto-détruire comme le font les anorexiques.

Gardez donc à l'esprit que les périodes de jeûne sont brèves et que dès que vous mangez à nouveau, une nouvelle cellule toute propre va remplacer l'ancienne cellule nettoyée, et ce cycle complet aide à prévenir la maladie et le vieillissement. Cela ne vous rendra peut-être pas immortel… mais en nettoyant le système plus vite qu'on ne le salit, les hypothèses deviennent infinies.

CHAPITRE 7

EN PRATIQUE : LE PROTOCOLE 16/8

Dans le cadre de la méthode Fast & Shake, nous utilisons une version du jeûne intermittent connue comme « le protocole 16/8 ».

Popularisé par Martin Berkhan sous le nom « *Leangains* », le 16/8 consiste à alterner des périodes de jeûne de 16 heures avec des fenêtres d'alimentation de 8 heures. Durant cette fenêtre d'alimentation, vous consommerez les trois repas prévus... mais vous vous abstiendrez de manger le reste du temps.

• L'intérêts du protocole 16/8

L'intérêt principal de la méthode Leangains est qu'elle a été conçue pour les sportifs et qu'elle s'adapte aussi bien à un mode de vie sédentaire qu'à des entraînements soutenus, notamment en raison de la manipulation hormonale (naturelle) qui en résulte : vous obtenez chaque jour une sécrétion soutenue d'hormone de croissance, ce qui favorise à la fois la construction musculaire et la lipolyse.

L'autre intérêt du protocole 16/8 est qu'elle s'organise autour d'une pratique quotidienne, ce qui permet une adaptation rapide du taux de ghréline (l'hormone qui vous donne faim) et limite donc les sensations de fringale. De plus, comme les repas sont plutôt nourrissants, la sensation de satiété est suffisamment marquée à chaque fois pour être satisfaisante, ce qui limite toute envie de grignotage.

• Inconvénients et difficultés du protocole 16/8

Même si cela peut vous impressionner de ne pas manger pendant 16 heures, vous verrez rapidement qu'il y a peu de difficultés avec la méthode Leangains. La première semaine peut être un peu compliquée parce qu'on se fait tout un monde de cette fenêtre de 8 heures pendant laquelle on a le droit de manger, mais on s'adapte assez rapidement et cela devient très vite naturel.

La seule complication à prévoir est en cas d'emploi du temps trop fluctuant : l'idée étant de manger sur une plage horaire similaire chaque jour, c'est difficile à mettre en œuvre si on a des horaires décalés ou un planning hebdomadaire changeant.

• Comment pratiquer le protocole 16/8

Vous l'avez compris, la mise en œuvre de la méthode 16/8 est très simple : ne prenez pas de petit-déjeuner (c'est la méthode la plus simple pour allonger la période du jeûne nocturne) et trouvez une fenêtre d'alimentation qui colle avec vos horaires de travail et votre mode de vie. Il n'y a strictement aucune règle absolue pour l'agenda, c'est à vous de faire ce qui vous arrange… et ce qui est durable.

Dans mon cas, la fenêtre d'alimentation est (globalement) de 13h à 21h. Que je travaille depuis chez moi ou depuis un bureau, que je sois en week-end ou en vacances, c'est ce qui colle le mieux avec mon mode de vie. J'imagine d'ailleurs que cela doit coller avec pas mal de plannings, mais ça peut aussi être de 12h à 20h, de 14h à 22h... A vous de voir !

- **La règle d'or du protocole 16/8**

Soyez cool. La fenêtre de 8h pendant laquelle vous avez le droit de manger n'est pas une prison. Si vous jeûnez pendant 17h ou 18h, le monde ne s'écroulera pas. Idem si vous mangez sur une période de 9h ou même de 10h pour une raison ou pour une autre. Fixez-vous un agenda et faites au mieux pour vous y tenir, mais ne paniquez pas si vous sortez des clous.

Si vous échouez, échouez (juste) un peu. Ce n'est pas la peine de jeter bébé avec l'eau du bain parce que vous avez eu un (petit) moment de faiblesse. Décalez légèrement votre fenêtre le jour suivant en mangeant pendant 6h ou 7h. Allégez vos repas du lendemain si vous avez abusé la veille. Bref : restez souple, adaptez-vous et retrouvez le chemin de la réussite.

CHAPITRE 8

QUESTIONS FRÉQUENTES

• Ne dit-on pas que le petit-déjeuner est le repas le plus important de la journée ?

C'est effectivement ce qu'on dit, ou en tout cas c'est ce qu'on disait. Et d'ailleurs c'est plutôt vrai… pour les enfants. Leurs besoins physiologiques (et psychologiques) sont bien différents de ceux des adultes. Mais pour le reste, cette idée n'est pas vraiment justifiée.

A vrai dire, une étude menée en 2008 a montré que les personnes qui prenaient un petit-déjeuner dense en calories ont perdu plus de poids que ceux qui n'ont pas pris, la théorie retenue étant qu'un apport calorique conséquent plus tôt dans la journée conduit les gens à moins grignoter dans la journée donc à réduire leur apport calorique global (et donc à perdre du poids).

Par ailleurs, les chercheurs avancent que la sensibilité à l'insuline étant plus forte le matin, les calories ingérées ont moins de risque d'être stockées sous forme de graisse, ce qui nous mène donc à la pseudo-science qui vous invite à petit-déjeuner comme un roi, déjeuner comme un prince et dîner comme un pauvre.

Mais il y a quand même un chiffre (parmi tant d'autres) qui conteste toute cette étude : 90% des Américains prennent un petit-déjeuner… et 50% des Américains sont en surpoids. Si prendre un petit-déjeuner est censé vous faire perdre du poids, il y a un souci quelque part.

Et pour cause. La sensibilité à l'insuline n'est pas particulièrement élevée le matin ; elle est élevée après une période de jeûne de 8 à 10 heures, qui se produit donc naturellement pendant le sommeil. Et plus précisément, la sensibilité à l'insuline est élevée lorsque les stocks de glycogène hépatique (le sucre que vous stockez dans le foie) sont vides, ce qui est également produit par une période de jeûne, qu'il doit diurne ou nocturne.

L'idée de base du jeûne intermittent est donc qu'en prolongeant la période de jeûne au-delà de 8 à 10 heures, la sensibilité à l'insuline est encore plus élevée, ce qui améliore très nettement le métabolisme des glucides… et le métabolisme tout court.

• Ne vais-je pas avoir faim en sautant le petit-déjeuner ?

Comme pour beaucoup de choses qui vont à l'encontre de tout ce qu'on a toujours fait, les premières journées sont assez perturbantes voire inconfortables. Le simple fait de vous dire que vous ne devez pas manger avant telle ou telle heure vous y fera naturellement penser, même si vous n'avez pas vraiment faim.

A ce sujet, sachez que la faim disparait assez rapidement : l'hormone qui contrôle la sensation de faim s'appelle la ghréline et sa sécrétion est si particulière qu'elle ressemble un peu à un cercle vicieux si on ne fait pas l'effort de la contrôler. En effet, on secrète de la ghréline... quand on mange ! Ainsi, produire de la ghréline vous donne envie de manger et manger vous fait sécréter de la ghréline, vous voyez le truc ?

Très naturellement, la sécrétion de ghréline se cale sur vos horaires de repas. Donc si vous avez l'habitude de grignoter toute la journée ou que vous divisez vos apports alimentaires en 6 repas (ou snacks) par jour, cela peut être un peu compliqué au début car votre corps vous dira « *j'ai la dalle* » plusieurs fois dans la journée.

La bonne nouvelle, c'est qu'il suffit de manger moins souvent pour sécréter moins de ghréline (donc finalement avoir moins faim) et que l'adaptation se fait en quelques jours seulement.

Donc même si vous sentez un peu d'inconfort et que vous vérifiez votre montre, votre smartphone et votre ordinateur toutes les 20 minutes pour être sûr de l'heure qu'il est, tenez bon la première semaine et tout rentrera rapidement dans l'ordre. Par ailleurs, il ne faut pas exagérer : ce n'est pas très agréable et on a un peu faim mais il n'y a rien d'insurmontable non plus.

• Ne vais-je pas manquer d'énergie ou de concentration en ayant le ventre vide ?

Pour être tout à fait honnête, cela peut effectivement arriver, surtout les premiers jours. Mais le corps s'adapte rapidement et tout rentre dans l'ordre à l'issue de la première semaine, rassurez-vous.

Quant au niveau d'énergie, votre corps est une machine efficace qui a survécu à des millénaires d'évolution donc ce n'est pas l'oubli volontaire de vos trois tartines du matin qui va le mettre en péril ! Si les hommes des cavernes ont survécu pendant les périodes de disette, c'est bien qu'ils étaient capables de partir chasser sans avoir pris le temps de s'assoir pour déguster un McMorning. Vous pouvez sans doute en faire autant.

- **Ne dit-on pas que manger le soir fait grossir ?**

Certaines personnes disent effectivement cela mais la science dit le contraire. En effet, une étude a été menée par des chercheurs israéliens désireux d'en avoir le cœur net sur la question. Ainsi, pendant six mois, ces chercheurs ont comparé des personnes qui mangeaient leur repas le plus copieux au petit-déjeuner avec d'autres personnes qui prenaient leur repas le plus copieux au dîner (20 heures ou plus tard).

Résultats de l'étude : les participants qui mangeaient le soir étaient plus satisfaits de leurs repas, ont perdu plus de graisse et ont réduit leur circonférence abdominale de façon plus marquée (10% de différence dans les deux cas !). Manger le soir ne fait donc pas grossir...

Il faut bien comprendre que vous n'êtes pas une horloge et que votre estomac n'a pas d'horaire. Votre corps ne stocke pas la graisse plus facilement la nuit qu'à d'autres moments de la journée ; ce qui compte est de savoir si vous brûlez plus de calories que vous n'en ingérez au fil des jours, mais pas dans un espace-temps contraint de 24 heures.

N'oubliez pas cette donnée scientifique importante : à ration globale égale, l'heure à laquelle vous mangez n'a aucune incidence sur la prise de poids. Il est donc important de contrôler le volume global de ce qu'on mange, mais pas l'heure à laquelle on le mange. Et l'expérience prouve qu'il est plus facile (et moins frustrant) de se contrôler toute la journée avec un repas « normal » le soir plutôt que de commencer par un repas « normal » et de passer ensuite le reste de la journée à se contrôler.

- **N'est-ce pas pénible de jeûner tous les jours ?**

En fait, c'est précisément parce que vous le faites tous les jours que cela n'a rien de pénible. Votre sécrétion de ghréline étant stabilisée au bout d'une semaine, vous n'avez tout simplement pas faim en vous réveillant et vous vous sentez même plus léger en troquant votre bol de céréales contre une bonne chopine de café allongé.

Comme pour beaucoup d'expériences, le plus difficile est de commencer. Les 15 premiers jours n'ont rien d'évident et sont assez inconfortables. On a un peu l'oeil rivé sur la montre, on pense à la composition de son prochain repas, on mâche des chewing-gums pour compenser l'étrange sensation buccale (mais boire de l'eau est tout aussi efficace). Ce n'est pas très confortable et on a un peu faim, mais cela n'a rien d'insurmontable et on s'habitue vite.

Néanmoins, c'est vrai qu'il y a des journées plus pénibles que d'autres. Pour une raison ou pour une autre (manque de sommeil, période de stress...), il arrive qu'on se réveille le matin avec l'appétit d'un ogre et cela n'a rien d'amusant du tout. Mais il suffit de s'en tenir à son planning habituel pour que tout rentre dans l'ordre.

Eventuellement, il est même possible de raccourcir la durée de votre jeûne si cela vous obsède trop. Les conséquences seront minimes (pour ne pas dire nulles) et vous pourrez retourner vaquer à vos occupations.

- **Et si le jeûne intermittent ne me convient pas ?**

Un leitmotiv chez les coachs dit que le jeûne intermittent n'est pas pour tout le monde. C'est sans doute vrai, mais je ne connais personne qui n'y parvienne pas à plus ou moins grande échelle (je vous invite néanmoins à vous rapprocher de votre médecin si vous êtes atteint du syndrome de Gilbert, le jeûne intermittent pourrait accroitre vos symptômes). Le simple fait d'essayer quelques semaines est souvent une libération.

Les exemples sont nombreux de véritables accrocs à la bouffe qui se sont mis au protocole 16/8 pendant trois semaines pour se rendre compte qu'ils pouvaient tout à fait vivre sans manger toutes les 3 heures. Aujourd'hui, ils ne pratiquent pas le jeûne intermittent de façon régulière mais il leur arrive de sauter le petit-déjeuner 2 à 3 fois par semaine, voire d'attendre 15h pour manger en cas d'excès la veille.

Donc si vraiment le jeûne intermittent ne vous convient pas après plusieurs semaines d'essais, il n'y a pas de quoi s'affoler.

Décalez simplement l'heure de votre premier repas pour prendre un shake protéiné le matin puis un second shake à midi et profitez d'un diner plus classique mais équilibré le soir. C'est aussi simple que cela.

- PARTIE 3 -

SHAKE : À LA DÉCOUVERTE DES SMOOTHIES PROTÉINÉS

CHAPITRE 9

LES VERTUS D'UN RÉGIME RICHE EN PROTÉINES

Pour évacuer toute ambigüité avant de passer à la suite : il n'y a pas de recette miracle pour perdre du poids, il faut consommer moins de calories qu'on en dépense, et c'est tout. Si vous consommez 5000 calories de blanc de poulet par jour, vous allez prendre du poids (mais vous avez une sacré endurance, chapeau !). Si vous consommez 500 calories par jour, vous allez mincir (mais vous allez avoir faim) même s'il s'agit de 500 calories de chocolat en poudre.

Tous les régimes exploitent ce principe simple : régime pamplemousse, cure detox, alimentation paléo, mono-diète, régime dissocié... Tous ces protocoles codifient des principes qui vous permettent d'absorber moins de calories chaque jour et donc de perdre du poids. D'ailleurs, autant le dire également : la méthode Fast & Shake ne fait pas exception à la règle.

Utiliser le jeûne intermittent et remplacer deux repas par des shakes protéinés est une façon simple mais efficace de réduire les calories quotidiennes ; les effets hormonaux supplémentaires sont des « bonus » ou des « boosters » mais ils ne viennent que renforcer la base initiale qui consiste à moins manger, ils n'en sont pas le socle.

Dès lors, pourquoi s'embêter à adopter un régime riche en protéines plutôt qu'un régime riche en glucides ? Eh bien, pour de nombreuses raisons...

- **Raison n°1 : maintenir (ou augmenter) la masse musculaire**

Si vous perdez du poids sans modifier votre composition corporelle (c'est-à-dire votre pourcentage de masse grasse), vous allez simplement ressembler à vous-même, mais en modèle réduit. Si cela vous convient, tant mieux ! Mais il y a fort à parier que vous souhaitez un corps plus mince plutôt qu'un corps plus petit...

Afin de perdre du poids sans perdre de muscle, il est donc important de maintenir un apport de protéines élevé, pour la simple raison que les muscles sont composés d'eau et de protéines, pas de sucre et d'acides gras.

Avec le programme d'entraînement adéquat, il est même possible de construire plus de masse musculaire tout en éliminant sa graisse, ce qui donne un résultat... sexy !

Et si vous voulez une raison supplémentaire de préserver vos muscles, sachez tout simplement que ces derniers brulent de l'énergie même au repos, ce qui vous permet de manger plus sans prendre de poids... Plutôt pratique, non ?

• Raison n°2 : augmenter la sensation de satiété

En stabilisant votre taux de sucre sanguin et votre activité métabolique, un régime alimentaire riche en protéines favorise un sentiment de satiété plus rapide et plus durable (à apport alimentaire égal). Pour vous en convaincre, il suffit d'imaginer un repas contenant environ 500 calories : serez-vous plus rassasié en avalant une tablette de chocolat ou deux steaks hachés avec des haricots verts ?

Vous l'avez deviné, la sensation de satiété sera plus rapide et plus longue avec la seconde option qu'avec la première, ce qui vous donnera plus d'énergie et moins de tracas, tout en vous évitant de grignoter deux ou trois heures plus tard. Après tout, même si le but est bien de perdre du poids, qui aime avoir faim tout le temps ?

• Raison n°3 : favoriser la production de glucagon

Le glucagon est une hormone qui neutralise les effets de l'insuline dans le tissu adipeux. Pour faire simple, l'insuline est l'hormone du stockage tandis que le glucagon est l'hormone du déstockage. L'insuline empêche donc le corps de brûler ses réserves tandis que le glucagon est la voie rapide vers la combustion des graisses. Or là où un apport régulier de glucides maintient un taux d'insuline élevé dans le corps, un apport régulier de protéines (au détriment des glucides) favorise la production du glucagon.

De fait, plusieurs études ont montré que le simple remplacement des glucides par des protéines (sans modifier l'apport calorique) permet d'augmenter la perte de graisse. Autrement dit, si vous augmentez votre apport en protéines tout en diminuant simultanément votre consommation de glucides, vous n'avez même pas à manger moins pour brûler plus de graisse !

• Raison n°4 : réduire le taux de cholestérol

Si être mince, c'est bien, être mince et en bonne santé, c'est mieux ! Et il est désormais prouvé qu'une augmentation de l'apport en protéines avec une diminution simultanée de la consommation de glucides conduit à une réduction du cholestérol LDL (le « mauvais » cholestérol) et des triglycérides sanguins tout en permettant une augmentation du cholestérol HDL (le « bon » cholestérol).

Vous savez sans doute que le taux de cholestérol sanguin représente l'un des principaux facteurs de risque cardiovasculaire et que le rapport entre le LDL et le HDL doit être optimisé, ce qui plaide une fois de plus en faveur d'un régime riche en protéines plutôt qu'un régime riche en glucides.

• Raison n°5 : stimuler le système immunitaire

Chaque cellule corporelle est composée de différents types de protéines, y compris les cellules du système immunitaire et les anticorps qui vous permettent de combattre les maladies. Or les régimes alimentaires déficients en protéines peuvent conduire à l'épuisement des cellules immunitaires et à l'incapacité de l'organisme à fabriquer des anticorps. Un régime riche en protéines, lui, produit l'effet inverse !

Outre ces cinq raisons « scientifiques » qui justifient un apport alimentaire riche en protéines, d'autres avantages moins mesurables sont souvent rapportés par celles et ceux qui franchissent le pas : une augmentation significative de la clarté mentale et de la vigilance, une énergie plus stable tout au long de la journée, une diminution des allergies, une meilleure récupération après l'effort, une amélioration de l'humeur et du sommeil en général...

Si cela ne suffit pas à vous convaincre, vous n'avez plus qu'à essayer pour vérifier par vous-même !

CHAPITRE 10

L'UTILITÉ CONCRÈTE DES SHAKES ET DES SMOOTHIES

Si vous voulez savoir si l'utilisation de shakes et smoothies protéinés est indispensable à la réussite du protocole Fast & Shake, la réponse est non. Vous pouvez tout à fait consommer du jambon blanc, de la poitrine de poulet ou du faux-filet accompagné de légumes verts, d'une banane et/ou d'un yaourt. C'est vous qui voyez.

Mais le recours au « fast-food 2.0 » (comme j'aime l'appeler) vous facilitera tellement la vie que vous allez en redemander. En effet, difficile de faire plus simple qu'un shake délicieux et nutritif pour mettre en place une alimentation saine et durable. Dans les 50 recettes que vous trouverez à la fin de ce livre, chaque smoothie vous fournit une bonne dose de protéines, des acides gras essentiels, des fruits ou légumes frais... le tout préparé en une minute et sans les tracas de la cuisson.

Bref, c'est une technique pratique qui ne coûte pas cher, vous fait gagner du temps et se met en place facilement. Sans parler du goût... car le blanc de poulet bouilli, on peut s'en lasser (assez) rapidement, alors que dans la méthode Fast & Shake, les recettes sont infinies !

Il y a donc trois raisons principales pour lesquelles je vous recommande d'utiliser des shakes et smoothies protéinés plutôt que des repas « régime » traditionnels :

• Raison n°1 : la variété gustative

Si vous pensez que perdre du poids n'est qu'une question de motivation, alors on vous a mal orienté. Qui peut humainement avoir suffisamment de volonté pour se nourrir de blanc de dinde et de brocolis à la vapeur pendant plusieurs mois ? Franchement...

Avec les shakes et les smoothies, les possibilités sont incroyablement nombreuses et elles s'adaptent à tous les goûts ! Dites adieu à la monotonie, vous pouvez consommer une boisson différente à chaque repas et découvrir de nouvelles saveurs à chaque occasion.

• Raison n°2 : la densité nutritionnelle

Une bonne recette de smoothie fournit à la fois une ration consistante de protéines de haute qualité et des aliments entiers comme des fruits frais (ou surgelés), des légumes, des produits laitiers (lait, yaourt, cottage cheese...) et des acides gras (huile de coco, huile de lin, amandes, graines de chia...).

L'ensemble constitue un apport nutritionnel complet qui fournit aussi bien des macro-nutriments en proportion idéale que des vitamines, des minéraux, des fibres, des antioxydants... Vous connaissez beaucoup de plats rapides à préparer qui peuvent en dire autant ?

• **Raison n°3 : la simplicité d'usage**

Avec des horaires fluctuants et des journées surchargées, il est souvent difficile de trouver le temps et la logistique pour s'alimenter correctement avec un repas de haute qualité qui comporte les types d'ingrédients énumérés ci-dessus. Et les substituts de repas vendus dans le commerce sont souvent des calories vides qui vous laissent avec le ventre qui gargouille pour le reste de la journée…

Les recettes de shakes et de smoothies proposées dans ce livre sont faites avec de vrais aliments (et pas seulement avec 50 grammes de poudre, dont une bonne moitié de sucre en général) mais sont des substituts de repas faciles et pratiques à préparer puis à consommer en temps utile.

Attention : il est important de préparer vos propres boissons protéinées afin de vous assurer de leur contenu. La plupart des préparations prêtes à consommer disponibles en magasin sont gorgées de sucres, d'édulcorants et de produits chimiques qui n'ont aucun intérêt nutritionnel et font même parfois plus de mal que de bien.

Sauf exception, ces boissons commerciales sont des pièges caloriques qui ne vous apporteront que peu de protéines, presque pas de vitamines et aucun acide gras essentiel… Vous devinez les conséquences sur votre santé et votre tour de taille ?

CHAPITRE 11

LES INGRÉDIENTS DU SMOOTHIE IDÉAL

L'objectif d'un smoothie protéiné est de vous fournir un repas possédant une grande densité nutritionnelle, il ne s'agit donc pas d'y mettre n'importe quoi. Par exemple, si vous mélangez un demi-litre de lait avec cinq glaçons et trois grosses cuillérées à soupe de crème de spéculoos, vous obtiendrez une boisson gourmande... qui ne vous apportera aucun nutriment à part du sucre.

Les 50 recettes proposées dans ce livre vous fourniront par contre des shakes et smoothies riches en protéines, vitamines, fibres, etc. Mais vous pouvez aussi élaborer vos propres recettes en fonction de vos goûts, vos envies et vos besoins. Voici donc les étapes et les outils dont vous avez besoin pour vous lancer.

• L'outil indispensable : un blender ou un mixeur

C'est le seul ustensile de cuisine dont vous aurez vraiment besoin mais il est incontournable. Vous pouvez toujours chercher à faire des économies en écrasant vos fruits dans un mortier avant de les mélanger à la fourchette, mais la texture et le goût n'auront rien à voir avec ce que vous pouvez obtenir en utilisant un blender ou un mixeur.

Pour autant, inutile de vous ruiner avec un robot ménager à 400 €. N'importe quel mélangeur électrique fera l'affaire dès lors qu'il vous propose une contenance supérieure à 500 ml. Entre les soldes et Internet, vous pouvez largement faire l'acquisition d'un blender pour une cinquantaine d'euros. Et vu le nombre de repas que vous allez préparer avec, cet investissement sera vite amorti !

• La base : une protéine en poudre de qualité

Un smoothie de qualité se prépare avec une protéine de qualité... donc lisez les étiquettes pour vous assurer que vous achetez bien de la protéine et non du sucre ou un mélange exotique. Les trois sites que je recommande sont :

· *Biotrust.com*, qui propose de délicieuses protéines de très haute qualité, au chocolat et à la vanille, sans ajout de sucre ni de colorant. Utilisez le coupon « alpha » pour obtenir 15% de réduction.

· *Bulkpowders.fr*, dont la gamme de choix est très variée tant dans les goûts que dans la composition : protéines de lait, d'œuf, de soja, de pois... Utilisez le coupon « RR7D08 » pour obtenir 5€ de réduction.

· *Myprotein.com*, qui est globalement le concurrent direct de Bulkpowders et qui propose des produits assez similaires.

• Le liquide : en fonction de vos goûts

En ce qui concerne le liquide qui composera votre shake, vous avez le choix des armes en fonction de vos goûts, besoins, envies et allergies : l'eau est l'option la moins calorique, le lait d'amande a meilleur goût et propose un ajout de vitamine E et de fibres, l'eau de coco ajoute des sels minéraux à votre boisson, le lait de vache apporte des protéines et du calcium supplémentaires...

La quantité de liquide est aussi à adapter en fonction du résultat que vous souhaitez obtenir : une quantité moindre de liquide donnera un smoothie plus épais tandis que l'ajout de liquide fera un shake plus... liquide !

• Une source de protéines supplémentaire (en option)

Pour compléter le profil nutritionnel de vos recettes, vous pouvez y ajouter une autre source de protéines, comme le fromage blanc, le yaourt grec ou le cottage cheese. Cela vous donnera une boisson plus crémeuse et renforcera également la teneur en calcium de l'ensemble, ce qui est bénéfique à la fois pour la santé des os et pour le métabolisme des graisses.

• Les fruits : de la couleur dans votre shaker

Par définition, un smoothie contient des fruits. Cela permet un apport naturel de fibres, de vitamines et de minéraux tout en apportant de la saveur et de la couleur ! Vous pouvez utiliser des fruits frais ou des fruits congelés en fonction de vos préférence, cela impacte plus la texture que le goût que le contenu nutritionnel.

• Les légumes : à vous d'essayer !

Pratique très courante outre-Atlantique, la dégustation de smoothie aux légumes n'est pas très à la mode en Europe. Pourtant, vous seriez surpris de voir à quel point les légumes peuvent faire de bonnes recettes ! La citrouille, les épinards ou l'avocat sont des ingrédients à tester et fournissent à la fois des fibres, des vitamines, des antioxydants, des minéraux et des acides gras essentiels.

• Les lipides : à ne pas négliger

On vous a sans doute souvent dit qu'il fallait fuir les graisses pour rester en bonne santé mais on sait aujourd'hui que c'est faux. Si les graisses hydrogénées (ou acides gras trans) risques en effet de vous boucher les artères, il existe de nombreuses graisses saines dont vous avez besoin pour faire fonctionner vos organes et vos hormones. Vous pouvez (et devez) donc enrichir vos recettes avec de l'huile de coco, du beurre d'amande, des graines de chia... Les options sont nombreuses !

• Les épices et les édulcorants : des atouts cachés

Saviez-vous que la cannelle aide à réguler la glycémie ? Que le piment rouge active le métabolisme ? Que le curcuma possède une action anti-inflammatoire ? Les épices que nous propose la nature sont des pépites culinaires qui donneront un goût nouveau à vos boissons et peuvent vous aider à obtenir une meilleure santé. Et si vous aimez le goût sucré, la stevia sera votre nouvelle alliée.

- **Les glaçons : en fonction de vos goûts**

Les glaçons ne sont pas un élément indispensable pour les shakes et les smoothies mais il est souvent plus agréable de déguster une boisson épaisse quand elle est fraîche que lorsqu'elle est à température ambiante. Néanmoins, il s'agit purement d'une convenance personnelle et c'est à vous de voir. On utilise généralement 5 glaçons mais vous pouvez en utiliser moins pour obtenir un smoothie plus fluide ou jusqu'à 10 pour obtenir un shake épais façon pudding.

CHAPITRE 12

QUESTIONS FRÉQUENTES

- **Manger autant de protéines n'est-il pas dangereux pour les reins ?**

Premièrement, si vous souffrez d'insuffisance rénale, vous devez consulter votre médecin avant de jouer avec votre alimentation, il n'est pas question de vous donner un conseil médical dans le cadre de ce livre et l'auteur n'est pas (votre) médecin.

Deuxièmement, si vous ne souffrez d'aucune affection médicale, la dose prescrite par la méthode Fast & Shake ne sera pas nocive pour votre santé. Au total, cela représente entre 60 et 80 grammes de protéines par jour, alors que vous pouvez en consommer facilement 2 grammes par jour et par kilo de poids de corps (donc 160 grammes pour une personne de 80 kilos) avant de vous soucier de quoi que ce soit.

Et encore, cette précision n'est faite que pour éviter de froisser qui que ce soit. A l'heure de boucler le manuscrit de ce livre, c'est-à-dire en septembre 2015, absolument aucune étude n'est venue prouver la dangerosité d'une forte dose de protéines sur des reins de personnes en bonne santé. La seule variable concernée en la matière est votre consommation d'eau.

Il est donc important de le mentionner : buvez de l'eau, encore, puis recommencez, encore. Cela facilitera la fonction rénale et l'élimination des déchets par le corps. Notez d'ailleurs que si vous ne buvez pas, indépendamment de votre ration quotidienne de protéines, vous allez faire face à de sérieux ennuis très rapidement.

• Ne dit-on pas que manger trop de protéines fait grossir ?

Là encore, il faut savoir raison garder. Même en explosant un peu vos doses et en consommant 100 grammes de protéines par jour, cela représente en tout et pour tout 400 calories (un gramme de protéines apporte 4 calories). C'est tout simplement impossible de prendre du poids en ne mangeant que 400 calories.

Pour mémoire, c'est bien la somme totale des calories absorbées qui est le facteur essentiel dans la prise ou la perte de poids. Toute personne qui vous dira le contraire fait fausse route, et je ne vois pas comment le dire plus poliment.

• Le sucre contenu dans les fruits ne risque-t-il pas de me faire grossir ?

Pouvez-vous relire le paragraphe précédent ?

• Puis-je suivre la méthode Fast & Shake si j'ai la goutte ?

Même chose que pour l'insuffisance rénale : si vous avez la goutte, c'est avec votre médecin qu'il faut discuter avant d'entreprendre toute expérience alimentaire, pas avec l'auteur de ce livre. Néanmoins, il est vrai qu'on attribue généralement la goutte aux purines donc aux protéines, ce qui explique pourquoi on recommande aux personnes qui en sont atteintes de suivre un régime faible en protéines.

Mais la littérature scientifique permet également de suspecter que la goutte est causée par d'autres facteurs tels que le fructose (le sucre contenu dans les fruits) et l'acide phosphorique (contenu dans les boissons gazeuses). Quelle qu'en soit la cause, il est donc important de consulter votre médecin avant d'essayer la méthode Fast & Shake puisque par définition, les smoothies protéinés contiennent des fruits.

- BONUS -

50 RECETTES DE SHAKES ET SMOOTHIES

Shake Café Moka

Ingrédients

- 2 doses de protéines au chocolat
- 1 tasse d'eau froide
- 1 cuillère à soupe de café instantané
- 2 cuillères à soupe de tourteau de lin
- Stevia (si besoin)
- 5 glaçons

Analyse nutritionnelle

- Calories : 217
- Lipides : 8
- Glucides : 13
- Fibres : 8
- Sucres : 1
- Protéines : 27

Shake Vanille

Ingrédients

- 2 doses de protéines à la vanille
- 1 tasse de lait d'amande à la vanille (sans sucre)
- ½ tasse de cottage-cheese à 0% de matière grasse
- ½ cuillère à café d'extrait de vanille pure
- 5 glaçons

Analyse nutritionnelle

- Calories : 271
- Lipides : 7
- Glucides : 13
- Fibres : 5
- Sucres : 4
- Protéines : 39

Smoothie Mousse de Fraise

Ingrédients

- 2 doses de protéines à la vanille
- 1 tasse de lait d'amande (sans sucre)
- ½ tasse de cottage-cheese à 0% de matière grasse
- 1 cuillère à soupe de beurre d'arachide
- 5 fraises congelées
- Stevia (si besoin)
- 5 glaçons

Analyse nutritionnelle

- Calories : 384
- Lipides : 15
- Glucides : 21
- Fibres : 7
- Sucres : 8
- Protéines : 43

Shake Coco Choco

Ingrédients

- 2 doses de protéines au chocolat
- 1 tasse de lait d'amande au chocolat (sans sucre)
- 1 cuillère à soupe de beurre d'amande
- 3 cuillères à soupe de noix de coco râpée (sans sucre)
- Stevia (si besoin)
- 5 glaçons

Analyse nutritionnelle

- Calories : 391
- Lipides : 26
- Glucides : 17
- Fibres : 8
- Sucres : 2
- Protéines : 28

Shake Amande Chocolat

Ingrédients

- 2 doses de protéines au chocolat
- 1 tasse de lait de coco (sans sucre)
- 1 cuillère à soupe de noix de coco râpée
- 15 grammes d'amandes
- ½ cuillère à café d'extrait d'amande
- 1 cuillère à soupe de poudre de cacao pur
- Stevia (si besoin)
- 5 glaçons

Analyse nutritionnelle

- Calories : 329
- Lipides : 19
- Glucides : 16
- Fibres : 8
- Sucres : 2
- Protéines : 29

Shake Choco Mousse

Ingrédients

- 2 doses de protéines au chocolat
- 1 tasse de lait d'amande au chocolat (sans sucre)
- 1/3 tasse de blanc d'oeuf (pasteurisé)
- 2 cuillères à soupe tourteau de lin
- 1 cuillère à soupe de beurre d'amande
- Stevia (si besoin)
- 5 glaçons

Analyse nutritionnelle

- Calories : 390
- Lipides : 21
- Glucides : 18
- Fibres : 10
- Sucres : 2
- Protéines : 39

Shake Choco Menthe

Ingrédients

- 2 doses de protéines au chocolat
- 1 tasse de lait d'amande au chocolat (sans sucre)
- 1 cuillère à café de poudre de cacao pur
- 2 cuillères à café d'extrait de menthe
- Stevia (si besoin)
- 5 glaçons

Analyse nutritionnelle

- Calories : 194
- Lipides : 7
- Glucides : 11
- Fibres : 6
- Sucres : 1
- Protéines : 25

Shake Coco

Ingrédients

- 2 doses de protéines à la vanille
- 1 tasse de lait d'amande (sans sucre)
- 1 cuillère à soupe d'huile extra vierge de noix de coco
- ½ banane congelée
- Stevia (si besoin)
- 5 glaçons

Analyse nutritionnelle

- Calories : 373
- Lipides : 20
- Glucides : 23
- Fibres : 7
- Sucres : 8
- Protéines : 26

Shake Mousse de Menthe

Ingrédients

- 2 doses de protéines à la vanille
- 1 tasse de lait d'amande à la vanille (sans sucre)
- 3 cuillères à soupe de crème à fouetter
- 3-6 gouttes d'extrait de menthe
- Stevia (si besoin)
- 5 glaçons

Analyse nutritionnelle

- Calories : 345
- Lipides : 22
- Glucides : 11
- Fibres : 5
- Sucres : 1
- Protéines : 26

Smoothie Pomme Cannelle

Ingrédients

- 2 doses de protéines à la vanille
- 1 gousse non sucré lait d'amande
- 1 pomme Granny Smith (pelée, en tranches)
- ½ banane congelée
- 1 cuillère à café de cannelle
- Stevia (si besoin)
- 5 glaçons

Analyse nutritionnelle

- Calories : 343
- Lipides : 6
- Glucides : 51
- Fibres : 12
- Sucres : 27
- Protéines : 26

Smoothie Abricot Vanille

Ingrédients

- 2 doses de protéines à la vanille
- 1 tasse de lait d'amande à la vanille (sans sucre)
- ½ yahourt à 0% de matière grasse
- 10 moitiés d'abricots secs
- 1 cuillère à soupe de miel
- 5 glaçons

Analyse nutritionnelle

- Calories : 360
- Lipides : 6
- Glucides : 46
- Fibres : 6
- Sucres : 28
- Protéines : 32

Smoothie Avoine Banane

Ingrédients

- 2 doses de protéines à la vanille
- 1 tasse de lait d'amande à la vanille (sans sucre)
- 1 banane congelée
- ½ tasse de flocons d'avoine
- 1 cuillère à café de cannelle
- 5 glaçons

Analyse nutritionnelle

- Calories : 451
- Lipides : 9
- Glucides : 66
- Fibres : 13
- Sucres : 15
- Protéines : 31

Smoothie Nutella Banane

Ingrédients

- 2 doses de protéines à la vanille
- 1 tasse de lait d'amande (sans sucre)
- ½ yaourt à 0% de matière grasse
- 1 cuillère à soupe de Nutella
- 1 banane congelée
- ½ cuillère à café d'extrait de vanille pure
- Stevia (si besoin)
- 5 glaçons

Analyse nutritionnelle

- Calories : 532
- Lipides : 13
- Glucides : 67
- Fibres : 9
- Sucres : 45
- Protéines : 42

Shake Choco Café

Ingrédients

- 2 doses de protéines à la vanille
- 1 tasse de café infusé
- 1 tasse de lait d'amande au chocolat (sans sucre)
- ½ banane congelée
- Stevia (si besoin)
- 5 glaçons

Analyse nutritionnelle

- Calories : 245
- Lipides : 6
- Glucides : 23
- Fibres : 7
- Sucres : 8
- Protéines : 26

Shake Leprechaun

Ingrédients

- 2 doses de protéines à la vanille
- 1 tasse de lait d'amande (sans sucre)
- ½ tasse de cottage-cheese à 0% de matière grasse
- ½ cuillère à café d'extrait de menthe
- 3 gouttes vert colorants alimentaires
- Stevia (si besoin)
- 5 glaçons

Analyse nutritionnelle

- Calories : 271
- Lipides : 7
- Glucides : 13
- Fibres : 5
- Sucres : 4
- Protéines : 39

Shake Mokaccino

Ingrédients

- 2 doses de protéines au chocolat
- 1 tasse de café infusé
- ½ tasse de lait d'amande au chocolat (sans sucre)
- 1 cuillère à soupe de poudre de cacao pur
- Stevia (si besoin)
- 5 glaçons

Analyse nutritionnelle

- Calories : 184
- Lipides : 6
- Glucides : 12
- Fibres : 6
- Sucres : 1
- Protéines : 26

Shake Noix Amande

Ingrédients

- 2 doses de protéines à la vanille
- 1 tasse de lait d'amande (sans sucre)
- ½ tasse de cottage-cheese à 0% de matière grasse
- 2 cuillères à soupe de tourteau de lin
- 15 grammes de noix
- 15 grammes d'amandes
- Stevia (si besoin)
- 5 glaçons

Analyse nutritionnelle

- Calories : 507
- Lipides : 28
- Glucides : 22
- Fibres : 12
- Sucres : 5
- Protéines : 47

Shake Mousse d'Orange

Ingrédients

- 2 doses de protéines à la vanille
- 1 tasse de lait d'amande à la vanille (sans sucre)
- 1 cuillère à soupe de crème à fouetter
- 1 cuillère à café d'extrait d'orange pur
- 2 cuillères à soupe de tourteau de lin
- Stevia (si besoin)
- 5 glaçons

Analyse nutritionnelle

- Calories : 322
- Lipides : 16
- Glucides : 14
- Fibres : 9
- Sucres : 1
- Protéines : 30

Smoothie Banana Split

Ingrédients

- 2 doses de protéines à la vanille
- 1 tasse de lait d'amande à la vanille (sans sucre)
- 1 banane congelée
- ½ tasse de morceaux d'ananas congelé
- 5 fraises congelées
- 1 cuillère à café de poudre de cacao pur
- 5 glaçons

Analyse nutritionnelle

- Calories : 422
- Lipides : 6
- Glucides : 70
- Fibres : 11
- Sucres : 44
- Protéines : 27

Smoothie Myrtille

Ingrédients

- 2 doses de protéines à la vanille
- ½ tasse de yaourt à 0% de matière grasse
- 1 tasse d'eau
- 2 tasses de myrtilles congelées
- Stevia (si besoin)
- 5 glaçons

Analyse nutritionnelle

- Calories : 377
- Lipides : 4
- Glucides : 55
- Fibres : 12
- Sucres : 37
- Protéines : 32

Smoothie Miel Framboise

Ingrédients

- 2 doses de protéines à la vanille
- ½ tasse de yaourt à 0% de matière grasse
- 1 tasse d'eau
- 1 tasse de framboises congelées
- 1 banane congelée
- 1 cuillère à soupe de miel
- 5 glaçons

Analyse nutritionnelle

- Calories : 451
- Lipides : 3
- Glucides : 76
- Fibres : 15
- Sucres : 48
- Protéines : 34

Smoothie Fruits Rouges

Ingrédients

- 2 doses de protéines à la vanille
- 1 tasse de lait d'amande (sans sucre)
- 1 yaourt à 0% de matière grasse
- ½ tasse de fraises congelées
- ½ tasse de myrtilles congelées
- ½ tasse de framboises congelées
- 1 cuillère à soupe de miel
- 5 glaçons

Analyse nutritionnelle

- Calories : 420
- Lipides : 7
- Glucides : 60
- Fibres : 13
- Sucres : 40
- Protéines : 33

Shake Miel Avoine

Ingrédients

- 2 doses de protéines à la vanille
- 1 tasse de lait d'amande à la vanille (sans sucre)
- ½ tasse de flocons d'avoine
- 1 cuillère à soupe de miel
- Stevia (si besoin)
- 5 glaçons

Analyse nutritionnelle

- Calories : 404
- Lipides : 9
- Glucides : 54
- Fibres : 9
- Sucres : 18
- Protéines : 30

Smoothie Pina Colada

Ingrédients

- 2 doses de protéines à la vanille
- 1 tasse de lait d'amande à la vanille (sans sucre)
- ½ tasse de morceaux d'ananas congelés
- 3 cuillères à soupe de noix de coco râpée (sans sucre)
- Stevia (si besoin)
- 5 glaçons

Analyse nutritionnelle

- Calories : 395
- Lipides : 16
- Glucides : 41
- Fibres : 8
- Sucres : 28
- Protéines : 26

Smoothie Fraise Banane

Ingrédients

- 2 doses de protéines à la vanille
- 1 tasse de lait d'amande à la vanille (sans sucre)
- 1 banane congelée
- 1 tasse de fraises congelées
- Stevia (si besoin)
- 5 glaçons

Analyse nutritionnelle

- Calories : 347
- Lipides : 6
- Glucides : 51
- Fibres : 11
- Sucres : 22
- Protéines : 27

Smoothie Banane Myrtille

Ingrédients

- 2 doses de protéines à la vanille
- 1 tasse de lait d'amande à la vanille (sans sucre)
- 1 yaourt à 0% de matière grasse
- 1 banane congelée
- ½ tasse de myrtilles
- 1 cuillère à soupe de beurre d'arachide
- ½ cuillère à café de cannelle
- 5 glaçons

Analyse nutritionnelle

- Calories : 498
- Lipides : 14
- Glucides : 62
- Fibres : 12
- Sucres : 35
- Protéines : 37

Smoothie Myrtille Tornado

Ingrédients

- 2 doses de protéines à la vanille
- 1 tasse de lait d'amande (sans sucre)
- 1 tasse de myrtilles congelées
- ½ banane congelée
- 2 cuillères à soupe de tourteau de lin
- Stevia (si besoin)
- 5 glaçons

Analyse nutritionnelle

- Calories : 382
- Lipides : 11
- Glucides : 46
- Fibres : 15
- Sucres : 21
- Protéines : 29

Smoothie façon Gâteau aux Carottes

Ingrédients

- 2 doses de protéines à la vanille
- 1 tasse de lait d'amande à la vanille (sans sucre)
- 1 banane congelée
- ½ tasse de bébés-carottes
- 2 cuillères à soupe de tourteau de lin
- ½ cuillère à café d'extrait de vanille
- ½ cuillère à café de cannelle et/ou muscade
- Stevia (si besoin)
- 5 glaçons

Analyse nutritionnelle

- Calories : 411
- Lipides : 11
- Glucides : 53
- Fibres 17
- Sucres : 21
- Protéines : 30

Shake Cerise Chocolat

Ingrédients

- 2 doses de protéines à la vanille
- 1 tasse de lait d'amande au chocolat (sans sucre)
- ½ yaourt à 0% de matière grasse
- 1 tasse de gelée de cerises
- 1 cuillère à soupe de miel
- 5 glaçons

Analyse nutritionnelle

- Calories : 419
- Lipides : 7
- Glucides : 61
- Fibres : 8
- Sucres : 47
- Protéines : 34

Smoothie Crème Pêche

Ingrédients

- 2 doses de protéines à la vanille
- ½ tasse de yaourt à 0% de matière grasse
- 1 tasse d'eau
- 1 pêche (dénoyautées et coupées en tranches)
- 2 cuillères à soupe de miel
- 5 glaçons

Analyse nutritionnelle

- Calories : 405
- Lipides : 3
- Glucides : 67
- Fibres : 6
- Sucres : 57
- Protéines : 33

Smoothie Tropical

Ingrédients

- 2 doses de protéines à la vanille
- 1 tasse de lait de coco non sucré
- ½ tasse de melon
- ½ banane congelée
- ½ tasse de mangue
- 3 cuillères à soupe de noix de coco râpée (sans sucre)
- Stevia (si besoin)
- 5 glaçons

Analyse nutritionnelle

- Calories : 438
- Lipides : 18
- Glucides : 49
- Fibres : 10
- Sucres : 29
- Protéines : 28

Smoothie Banane Coco

Ingrédients

- 2 doses de protéines à la vanille
- 1 tasse de lait de coco non sucré
- 3 cuillères à soupe de noix de coco râpée (sans sucre)
- ½ banane congelée
- 1 cuillère à café d'extrait de noix de coco
- 5 glaçons

Analyse nutritionnelle

- Calories : 353
- Lipides : 17
- Glucides : 26
- Fibres : 8
- Sucres : 9
- Protéines : 27

Smoothie Fraise Myrtille

Ingrédients

- 2 doses de protéines à la vanille
- 1 tasse de lait d'amande (sans sucre)
- ½ tasse de cottage-cheese à 0% de matière grasse
- ½ tasse de fraises congelées
- ½ tasse de myrtilles congelées
- 2 cuillères à soupe de tourteau de lin
- 5 glaçons

Analyse nutritionnelle

- Calories : 337
- Lipides : 7
- Glucides : 29
- Fibres : 9
- Sucres : 14
- Protéines : 40

Smoothie Chocolat Fraise

Ingrédients

- 2 doses de protéines au chocolat
- 1 tasse de lait d'amande au chocolat (sans sucre)
- 1 tasse de fraises congelées
- 2 cuillères à soupe de tourteau de lin
- Stevia (si besoin)
- 5 glaçons

Analyse nutritionnelle

- Calories : 302
- Lipides : 11
- Glucides : 28
- Fibres : 12
- Sucres : 8
- Protéines : 29

Shake Chocolat Tornado

Ingrédients

- 2 doses de protéines au chocolat
- 1 tasse de lait d'amande au chocolat (sans sucre)
- 1 cuillère à soupe de poudre de cacao pur
- 1 cuillère à soupe de beurre d'arachide
- ½ banane congelée
- ½ cuillère à soupe d'huile de coco extra vierge
- Stevia (si besoin)
- 5 glaçons

Analyse nutritionnelle

- Calories : 414
- Lipides : 22
- Glucides : 30
- Fibres : 10
- Sucres : 10
- Protéines : 31

Smoothie Chocolat Orange

Ingrédients

- 2 doses de protéines au chocolat
- 1 tasse de lait d'amande au chocolat (sans sucre)
- ½ tasse de cottage-cheese à 0% de matière grasse
- 1 orange (pelée et découpée)
- 2 cuillères à soupe de tourteau de lin
- Stevia (si besoin)
- 5 glaçons

Analyse nutritionnelle

- Calories : 393
- Lipides : 12
- Glucides : 32
- Fibres : 12
- Sucres : 16
- Protéines : 43

Shake Suprême Cannelle

Ingrédients

- 2 doses de protéines à la vanille
- 1 tasse de lait d'amande à la vanille (sans sucre)
- 1 cuillère à café de cannelle
- ½ cuillère à café d'extrait de vanille
- 1 cuillère à café bourgeons de beurre
- Stevia (si besoin)
- 5 glaçons

Analyse nutritionnelle

- Calories : 206
- Lipides : 6
- Glucides : 14
- Fibres : 5
- Sucres : 14
- Protéines : 25

Smoothie Vert

Ingrédients

- 2 doses de protéines à la vanille
- 1 tasse d'eau
- 1 tasse de feuilles de chou frisé (équeutées)
- ½ banane congelée
- 3 cuillères à soupe de flocons de noix de coco (sans sucre)
- Stevia (si besoin)
- 5 glaçons

Analyse nutritionnelle

- Calories : 336
- Lipides : 13
- Glucides : 32
- Fibres : 9
- Sucres : 9
- Protéines : 28

Smoothie Thé Vert

Ingrédients

- 2 doses de protéines à la vanille
- 1 tasse de lait d'amande à la vanille (sans sucre)
- 1 banane congelée
- 1 cuillère à café de poudre de thé vert
- Stevia (si besoin)
- 5 glaçons

Analyse nutritionnelle

- Calories : 298
- Lipides : 6
- Glucides : 37
- Fibres : 8
- Sucres : 15
- Protéines : 27

Smoothie Caramel Cacahuète

Ingrédients

- 2 doses de protéines à la vanille
- 1 tasse de lait d'amande à la vanille (sans sucre)
- ½ tasse de yaourt à 0% de matière grasse
- 1 cuillère à soupe de beurre d'arachide
- Stevia (si besoin)
- 5 glaçons

Analyse nutritionnelle

- Calories : 353
- Lipides : 14
- Glucides : 23
- Fibres : 6
- Sucres : 12
- Protéines : 36

Smoothie Banane Cacahuète

Ingrédients

- 2 doses de protéines à la vanille
- 1 tasse de lait d'amande (sans sucre)
- ½ tasse de cottage-cheese à 0% de matière grasse
- ½ banane congelée
- 1 cuillère à soupe de beurre d'arachide
- Stevia (si besoin)
- 5 glaçons

Analyse nutritionnelle

- Calories : 465
- Lipides : 19
- Glucides : 32
- Fibres : 8
- Sucres : 13
- Protéines : 45

Shake Cacahuète

Ingrédients

- 2 doses de protéines au chocolat
- 1 tasse de lait d'amande au chocolat (sans sucre)
- ½ banane congelée
- 2 cuillères à soupe de beurre d'arachide
- 1 cuillère à soupe de poudre de cacao pur
- Stevia (si besoin)
- 5 glaçons

Analyse nutritionnelle

- Calories : 443
- Lipides : 23
- Glucides : 33
- Fibres : 11
- Sucres : 11
- Protéines : 34

Smoothie façon Popeye

Ingrédients

- 2 doses de protéines à la vanille
- 1 tasse de lait d'amande (sans sucre)
- 3 tasses d'épinards
- ½ banane congelée
- 1 cuillère à soupe de beurre d'arachide
- Stevia (si besoin)
- 5 glaçons

Analyse nutritionnelle

- Calories : 357
- Lipides : 14
- Glucides : 30
- Fibres : 10
- Sucres : 10
- Protéines : 32

Shake Cheesecake

Ingrédients

- 2 doses de protéines à la vanille
- 1 tasse de lait d'amande à la vanille (sans sucre)
- ½ tasse de yaourt grec à 0% de matière grasse
- 1 tasse de fraises congelées
- ½ cuillère à café de cannelle
- Stevia (si besoin)
- 5 glaçons

Analyse nutritionnelle

- Calories : 311
- Lipides : 6
- Glucides : 29
- Fibres : 9
- Sucres : 12
- Protéines : 38

Smoothie Fraise

Ingrédients

- 2 doses de protéines à la vanille
- 1 tasse de lait d'amande à la vanille (sans sucre)
- 10 fraises congelées
- ½ cuillère à café d'extrait d'amande
- Stevia (si besoin)
- 5 glaçons

Analyse nutritionnelle

- Calories : 227
- Lipides : 6
- Glucides : 20
- Fibres : 6
- Sucres : 6
- Protéines : 25

Smoothie Super Vegan

Ingrédients

- 2 doses de protéines à la vanille
- 1 tasse de lait d'amande (sans sucre)
- ½ tasse de yaourt grec à 0% de matière grasse
- 1 tasse d'épinards
- 1 petite tomate
- ¼ tasse de chacun : carottes, oignon, avocat, concombre
- ½ cuillère à soupe d'huile de noix de coco
- 15 grammes de noix de cajou
- 5 glaçons

Analyse nutritionnelle

- Calories : 514
- Lipides : 25
- Glucides : 34
- Fibres : 11
- Sucres : 13
- Protéines : 42

Shake Tarte à la Citrouille

Ingrédients

- 2 doses de protéines à la vanille
- 1 tasse de lait d'amande (sans sucre)
- ½ tasse de purée de citrouille
- 1 cuillère à café de cannelle
- ½ cuillère à café de muscade
- Stevia (si besoin)
- 5 glaçons

Analyse nutritionnelle

- Calories : 243
- Lipides : 6
- Glucides : 22
- Fibres : 10
- Sucres : 5
- Protéines : 27

Smoothie Fraise Macadamia

Ingrédients

- 2 doses de protéines à la vanille
- 1 tasse de lait d'amande à la vanille (sans sucre)
- ½ tasse de fraises congelées
- 30 grammes de noix de macadamia
- Stevia (si besoin)
- 5 glaçons

Analyse nutritionnelle

- Calories : 419
- Lipides : 27
- Glucides : 21
- Fibres : 9
- Sucres : 6
- Protéines : 28

Smoothie Vanille Amande

Ingrédients

- 2 doses de protéines à la vanille
- 1 tasse de lait d'amande à la vanille (sans sucre)
- 1 cuillère à soupe de beurre d'amande
- ½ cuillère à café d'extrait d'amande
- Stevia (si besoin)
- 5 glaçons

Analyse nutritionnelle

- Calories : 296
- Lipides : 15
- Glucides : 14
- Fibres : 6
- Sucres : 1
- Protéines : 27

Shake Vanille Lin

Ingrédients

- 2 doses de protéines à la vanille
- 1 tasse de lait d'amande à la vanille (sans sucre)
- ½ tasse de yaourt à 0% de matière grasse
- 2 cuillères à soupe de tourteau de lin
- 1 cuillère à café d'extrait de vanille pure
- Stevia (si besoin)
- 5 glaçons

Analyse nutritionnelle

- Calories : 330
- Lipides : 10
- Glucides : 24
- Fibres : 9
- Sucres : 11
- Protéines : 35

CONCLUSION

ON SE RETROUVE SUR INTERNET ?

Si vous avez aimé la lecture de cet ouvrage, vous pouvez commander mes autres livres (ça fait toujours plaisir) et vous pouvez surtout me laisser un commentaire sur Amazon (ce serait vraiment chouette et ça aide le livre à se faire connaître).

Pour approfondir vos recherches, vous pouvez également venir faire un tour sur mon site web :

www.remi-raher.com

Enfin, je vous propose de venir faire un tour sur ma page Facebook, où je poste régulièrement des articles et où vous pourrez trouver plein de bouquins intéressants à prix accessibles (et de nombreuses promotions autour de ces ouvrages) :

www.facebook.com/leslivresquidechirent

Merci pour votre patience, votre gentillesse… et bon courage dans vos expérimentations à venir !

18875484R00075

Printed in Poland
by Amazon Fulfillment
Poland Sp. z o.o., Wrocław